VILLE DE JOIGNY

A. DE LONGPÉRIER

Membre de ...

JOIGNY

fait suite à une brochure publiée en 1886 sur « les Conditions appliquées d'un groupe de maçons, à Joigny. »

NOUVELLES CONSIDÉRATIONS

SUR LES

CONDITIONS TYPHOGÈNES

DE LA VILLE DE JOIGNY

> On peut mesurer le degré de civilisation des
> peuples, le progrès réalisé par les villes, à l'état
> des approvisionnements d'eau et à l'ampleur
> des travaux exécutés dans ce but.
> J. ARNOULT.

I

INTRODUCTION

Dans une brochure publiée au commencement de l'année
1886 et présentée à l'Académie de Médecine, dans sa
séance du 9 novembre 1886, par M. le docteur Bergeron,
j'ai déjà étudié le rôle de l'eau potable dans les conditions
typhogènes d'un groupe de maisons à Joigny.

Depuis la publication de ce premier travail, il m'a été
donné d'observer, dans les mêmes conditions que précé-
demment, de nouveaux cas très nets de contagion par l'eau
potable. Deux nouvelles analyses de l'eau incriminée faites,
l'une au Collège de France, par M. L. Brass, l'autre au
laboratoire de l'hôpital Saint-Louis, par M. le Dr G. Pou-

chet, sont venues corroborer celles que j'avais fait faire par M. Petit, de la pharmacie Mialhe. M. le Dr Pouchet a été envoyé en mission scientifique à Joigny, par M. le Ministre du commerce pour y étudier les conditions typhogènes de la ville, et ses observations n'ont donné que plus de valeur et d'autorité aux miennes. Enfin, sur nos instances et notre persévérance, le Conseil d'hygiène de l'arrondissement a dû voter, à l'unanimité, les conclusions qui ressortaient de toutes ces analyses et de toutes ces observations.

Je me propose aujourd'hui d'exposer brièvement, dans cette note, les nouveaux cas de fièvre typhoïde que j'ai observés, de reproduire les nouvelles analyses de MM. L. Brass et G. Pouchet, et d'en déduire certaines conclusions.

II

Nouveaux faits. — Observations personnelles

Depuis le mois d'avril 1886, époque à laquelle remonte la dernière observation de fièvre typhoïde publiée dans un premier travail, jusqu'à la fin du mois d'août de la même année, je ne vois aucune fièvre typhoïde à signaler dans le groupe de maisons que j'ai dénoncé comme le foyer de cette maladie dans notre ville.

Pendant le mois de septembre suivant, il m'a été permis de recueillir, dans ces quelques maisons agglomérées, dix cas de fièvre typhoïde, dont cinq seulement ont été observés directement par moi.

Des cinq premiers cas, deux ont eu une terminaison fatale. Tous ces malades étaient nouveaux venus dans la région ; trois venant des environs de Joigny, les deux autres d'un autre quartier de la ville. Leur âge était compris entre quinze et vingt-six ans, il y avait une femme et quatre hommes ; tous enfin faisaient usage de l'eau incriminée.

Quant aux cinq autres cas que j'ai pu suivre, je vais en donner les observations détaillées.

Observation I. — Alfred F..., âgé de dix-huit ans, à mon service depuis cinq mois, est pris, à la fin du mois d'août 1886, de tous les signes de la fièvre typhoïde. La température oscille entre 39°5 le matin et 40°2 le soir. Au huitième jour on trouve des taches rosées abondantes sur l'abdomen et la région lombaire. La convalescence s'établit au trentième jour.

Cette observation est remarquable à plusieurs titres; elle est un exemple très net d'acclimatement général, le sujet étant venu cinq mois auparavant du département du Nord pour se mettre à mon service. Elle est aussi un exemple non moins intéressant du peu d'influence qu'ont les recommandations du médecin sur l'esprit du public, lorsque les pouvoirs publics n'interviennent pas pour donner une sanction à ses conseils. Il est, en effet, absolument défendu dans ma maison, de se servir, comme eau potable, de l'eau incriminée ; mais, en mon absence, pendant les vacances, on a enfreint mes ordres et, à mon retour, je trouve la fièvre typhoïde installée chez moi. L'eau contaminée du puits est plus fraîche que celle des bornes-fontaines et, la grande chaleur et les encouragements du voisinage qui se moque des microbes aidant, mon petit domestique s'est empressé de puiser à cette pompe, qui n'est pas encore condamnée, les germes de la maladie. C'est la troisième fièvre typhoïde que j'ai à enregistrer dans ma maison, depuis trois ans que je l'habite.

Observation II. — M. M..., âgé de dix-sept ans, habitait le faubourg du Pont depuis plus d'un an, lorsqu'il vint se fixer avec sa famille, à quelques pas de la pompe suspecte, au 15 juillet 1886. Six semaines après son arrivée, il fut pris d'une fièvre typhoïde ataxo-adynamique grave, qui fut surtout remarquable par la fréquence des épistaxis.

Observation III. — Mlle M..., âgée de quatorze ans,

sœur du précédent, venue dans les mêmes conditions que son frère habiter la rue Basse-Pêcherie, fut prise elle aussi, six semaines environ après son arrivée, deux ou trois jours après son frère, d'une fièvre typhoïde bien caractérisée, mais d'une moindre gravité.

Dans ces deux observations, nous ferons ressortir l'intervention d'un double acclimatement ; acclimatement général, puisque la famille des enfants M... n'était à Joigny que depuis un an, et acclimatement local, puisqu'elle avait quitté le faubourg du Pont depuis six semaines, pour venir habiter le quartier incriminé. Tout le monde, dans cette famille, buvait de l'eau de la pompe et je dois ajouter, à la grande confusion de mon autorité médicale, qu'on a continué à en boire après ce double et éloquent avertissement et malgré mes déclarations formelles.

Observation IV. — M. C. M..., voyageur de commerce, âgé de vingt-six ans, habitait depuis deux mois seulement le quartier incriminé, lorsqu'il fut pris, au mois de septembre 1886, d'une fièvre typhoïde ataxique d'une telle gravité, qu'il fut emporté au dixième jour de la maladie. Comme complications assez rares de la fièvre typhoïde, je dois signaler ici une orchite et une cowpérite doubles sans aucune lésion de l'urèthre.

Pendant les chaleurs de l'été, on avait fait un usage exclusif et abondant de l'eau de la pompe.

Nous trouvons là encore un cas très net d'acclimatement et de contamination par l'eau du puits.

Observation V. — M. M..., âgé de quinze ans, arrivé depuis quelques mois comme commis dans une maison de commerce du quartier, présente, au commencement de janvier 1887, tous les prodrômes de la fièvre typhoïde. Il se décida à aller se faire soigner dans sa famille, à plusieurs lieues de Joigny. La maladie dura quarante-cinq jours, et il me revint complètement guéri.

Cette observation est des plus remarquables au point de vue étiologique et surtout au point de vue de la police sanitaire. Le jeune M... était employé dans une maison de commerce très éprouvée par la fièvre typhoïde ; tous les commis venus des environs, toutes les bonnes non acclimatées, y étaient frappés les uns après les autres ; la maîtresse de la maison elle-même, nouvellement arrivée, avait payé l'année précédente son tribut à ce terrible fléau. Fort de tous ces avertissements et ayant une confiance absolue dans mes recommandations, le maître de la maison avait absolument défendu à la bonne de prendre l'eau potable au puits contaminé. Malheureusement, le puits se trouve plus près que la borne-fontaine, et j'ai surpris maintes fois la cuisinière puisant de l'eau à la pompe. On buvait au repas cette eau avec toute sécurité, et le plus jeune des employés, le dernier arrivé, était atteint, au grand étonnement de son entourage.

Dans toutes ces observations on trouve des exemples bien nets du tribut payé à l'acclimatement, de l'insuffisance des moyens prophylactiques, et de plus on remarque que tous ces malades buvaient de l'eau du puits contaminé.

Cette année (1887), aux mois d'août, septembre et octobre, époque de prédilection pour la fièvre typhoïde, je n'ai qu'un seul cas personnel à signaler, et encore est-ce un de ces cas de typhoïdette, décrite pour la première fois par P. Lorain, et rappelée si heureusement par M. le professeur Brouardel au dernier Congrès international d'hygiène de Vienne, à propos du rôle de l'eau potable, dans l'étiologie de la fièvre typhoïde.

Un de mes confrères m'a signalé un autre cas grave,

terminé d'une façon fatale, toujours dans les mêmes conditions d'habitation et d'alimentation par l'eau.

Je crois pouvoir attribuer cette absence de fièvres typhoïdes cette année, dans un quartier qui tous les ans à pareille époque paye un large tribut à cette maladie, à deux causes principales : d'un côté, les habitants quoiqu'incrédules, ont fini par ne plus user, autant que par le passé, de l'eau incriminée, malgré la permanence du puits ; de l'autre, je ne connais pas ou presque pas de nouveaux arrivés dans la région depuis l'année dernière. Donc, moins d'empoisonnement d'une part, presque pas d'acclimatement de l'autre ; les deux conditions essentielles à la production et au développement de la fièvre typhoïde ayant complètement fait défaut cette année.

III

Nouvelles Analyses chimiques et biologiques

Pour établir plus facilement la comparaison entre ces analyses, je vais reproduire dans un même tableau les trois analyses de l'eau du puits, analyses faites à trois époques différentes, par :

1° M. Petit, pharmacien de 1re classe, licencié ès-sciences, au laboratoire de la pharmacie Mialhe, en mai 1886 ;

2° M. L. Brass, au laboratoire du Collège de France, en février 1887.

3° M. le Dr G. Pouchet, professeur à la Faculté de médecine, membre du Comité consultatif d'hygiène de France, au laboratoire de l'hôpital Saint-Louis, en mars 1887.

Comme point de repère, je mettrai en regard des analyses de l'eau du puits, celle de l'eau de la source qui alimente la ville, analyse faite à la même époque par M. le Dr Pouchet.

Je donnerai à part l'analyse biologique de M. le Dr Pouchet.

On pourra ainsi, d'un coup d'œil, embrasser les résultats de ces diverses analyses, constater qu'ils concordent tous, et en tirer les conclusions nécessaires.

1° ANALYSES CHIMIQUES

Toutes ces eaux, à l'exception de celle que j'ai envoyée directement à M. Petit, ont été recueillies par une commission nommée par le Conseil d'hygiène, en présence de M. le commissaire de police.

	EAU DU PUITS DE LA PÊCHERIE			EAU DE LA VILLE (source Volgré)
	Mai 1886 M. Petit Pharm^{ie} Mialhe	Février 1887 M. L. Brass Col^{ge} de France	Mars 1887 Dr Pouchet Hôp. St-Louis	Mars 1887 Dr Pouchet Hôp. St-Louis
Matières organiques exprimées : en oxygène — Solution acide	.....	.....	18 ^{mg} 75	1 ^{mg} 62
en oxygène	.....	11 ^{mg} 23	.....	.....
en oxygène — Solution alcaline	.....	.....	15 ^{mg} »»	1 ^{mg} 50
en acide oxalique — Solution acide	.....	.....	147 ^{mg} 75	12 ^{mg} 80
en acide oxalique	36 ^{mg} »»	.....	.....	.....
en acide oxalique — Solution alcaline	.....	.....	118 ^{mg} 20	11 ^{mg} 82
Oxygène (exprimé en volumes)	5 ^{cc} 52	5 ^{cc} »»	2 ^{cc} 90	8 ^{cc} 00
Azote organique	Très forte proportion	14 ^{mg} 54	Très forte proportion	Traces
Azote ammoniacal	1 ^{mg} 24	1 ^{mg} 14	Traces	zéro
Azote nitrique	Très forte proportion	20 ^{mg} 86	Très forte proportion	Traces
Acide phosphorique	.....	.....	Traces	zéro

2° ANALYSES BIOLOGIQUES

		EAU DU PUITS DE LA PÊCHERIE Mars 1887 Dr Pouchet, Saint-Louis	EAU DE LA VILLE (source) Mars 1887 Dr Pouchet, Saint-Louis
1° Cultures	Liquéfaction de la gélatine.......	De 50 à 60 heures	**Quatrième jour**
	Bactéries et microcoques........	Énorme quantité	**Peu**
	Micrococcus ureæ..............	Notable quantité	**Néant**
	Sarcinus.....................	Notable quantité	**Néant**
	Bactéries saprogènes brunes et roug.	Notable quantité	**Néant**
	Bactérium termo..............	Notable quantité	**Notable quantité**
	Bacillus subtilis...............	Notable quantité	**Notable quantité**
	Bactéries chromogènes..........	Notable quantité	**Notable quantité**
2° Odeur des Cultures................		Odeur de putréfaction	**Pas d'odeur**
3° Examen micros-copique direct.	Infusoires....................	Néant	**Notable quantité**
	Algues vertes.................	Néant	**Notable quantité**
	Bactérium termo..............	Néant	**Notable quantité**
	Microcoques et bactéries........	Énorme quantité	**Néant**

Les conclusions de M. le Dr Pouchet concordant avec celles de MM. L. Brass et Petit, et les résumant en partie, ce sont elles seules que je vais reproduire ici textuellement (1) :

« Au point de vue restreint de l'analyse chimique, l'eau du puits de la rue Basse-Pêcherie est des plus mauvaises et absolument impropre à l'alimentation.

« L'eau de la ville qui vient de la source de Volgré, est accidentellement polluée par de la matière organique d'origine végétale pour la majeure partie.

« L'eau du puits est souillée par des infiltrations de matières fécales, elle est absolument dangereuse, parce qu'elle peut devenir, à un moment donné, le réceptacle de germes contagieux et leur fournir un milieu de culture et de prolifération.

« *L'eau de la ville est une eau de bonne qualité,* mais souillée accidentellement par des matières d'origine végétale pour la plus grande partie. Elle renferme cependant un peu de matière organique animale et *l'existence de cette matière dans l'eau prise à la source même, prouve que cette source est mal captée et reçoit des infiltrations de fumiers ou de purins.*

« Cette opinion est corroborée par la proportion anormale de chlore dans une eau issue d'un terrain calcaire, et par la petite différence qui existe dans l'évaluation de la matière organique en solution acide et en solution alcaline.

(1) M. le Dr Pouchet a encore analysé deux autres puits comme termes de comparaison. Je n'en donne pas ici les résultats, pour ne pas compliquer mon argumentation et parce qu'ils n'apportent rien de nouveau au débat.

« Pour l'eau du puits, cette différence est bien plus accentuée. La présence de traces d'acide phosphorique dans cette eau ne peut laisser aucun doute sur la nature et la gravité de sa contamination.

« **En résumé, les résultats de l'analyse chimique et de l'analyse biologique, concordent exactement pour faire regarder l'eau de la ville comme une eau potable et facilement susceptible d'une légère amélioration qui la rendra parfaite à tous égards, et pour faire regarder l'eau du puits comme impotable et même dangereuse.** »

Telles sont les conclusions de M. le Dr Pouchet, conclusions adoptées à l'unanimité par le Conseil d'hygiène de l'arrondissement.

Nous devons faire remarquer que la recherche du bacille typhique n'a donné aucun résultat positif, mais nous devons ajouter aussi qu'on ne le trouve pas indifféremment à toutes les époques dans la même eau contaminée. Il lui faut pour naître et proliférer, des conditions particulières, et la même eau peut très bien en renfermer à certains moments et pas à d'autres.

CE QU'IL FAUT RETENIR, EN SOMME, C'EST QUE L'EAU DU PUITS EST ABSOLUMENT DANGEREUSE, ET QUE LES ANALYSES CHIMIQUES ET BIOLOGIQUES DÉMONTRENT QU'ELLE PEUT DEVENIR, A UN MOMENT DONNÉ, LE RÉCEPTACLE DE GERMES CONTAGIEUX ET LEUR FOURNIR UN MILIEU DE CULTURE ET DE PROLIFÉRATION.

IV

Conclusions

1° Dans un précédent travail, nous croyons avoir démontré que l'eau du puits de la rue Basse-Pêcherie était la cause immédiate des fièvres typhoïdes qui, chaque année, constituent une véritable endémo-épidémie dans ce quartier bas de la ville. Les nouvelles observations et les nouvelles analyses que nous apportons dans cette note, confirment nos premières conclusions.

2° L'absence à peu près complète de fièvres typhoïdes dans cette région, cette année, en rapport avec le peu d'usage qu'on a fait de l'eau incriminée, fournit la contre-épreuve de ce que nous avions avancé ; mais le danger n'en persiste pas moins, puisque la cause n'est pas supprimée et que les imprudents peuvent librement y puiser encore les germes de la maladie.

3° Une brochure publiée au commencement de l'année 1886, sur « les conditions typhogènes d'un groupe de maisons à Joigny », l'intervention, dans la personne de M. le Dr Pouchet, du Comité consultatif d'hygiène de France, trois analyses consécutives et concluantes de l'eau incriminée ; le vote unanime du Conseil d'hygiène de l'arrondissement ; les observations portées devant le conseil municipal par mon confrère, M. le Dr Leriche ; en un mot, une lutte de deux années n'a encore donné aucun résultat, et les pouvoirs publics de notre petite ville se déclarent incapables de faire fermer un puits dont l'eau leur a été démontrée constituer un danger absolu pour la santé de leurs administrés.

4° Tous ces avertissements ont eu assurément une certaine influence sur l'esprit des habitants, mais nous n'en avons pas moins eu encore à signaler, l'année dernière, de nouvelles fièvres typhoïdes graves et contractées toujours dans les mêmes conditions.

Il faut de toute nécessité que la pompe soit condamnée, pour que ceux qui ont eu raison en théorie aient aussi gain de cause en pratique, et que les habitants soient à l'abri de nouvelles atteintes de la maladie.

5° En police sanitaire, surtout, il faut des actes, et toute intervention médicale dans ce domaine qui n'aura pas de sanction tangible, ne pourra qu'attirer la méfiance du public, encourager le scepticisme de certains confrères et détourner les médecins de bonne volonté des études d'hygiène sociale, qui doivent être comme le couronnement de la médecine proprement dite.

6° Il ne s'agit pas seulement ici de supprimer un puits dangereux, ce qui est facile, puisque nous avons une distribution d'eau de source, mais aussi de conserver à la ville

cette eau de source excellente, amenée à grands frais à Joigny, en 1867, par les soins de M. Couturat, maire, et de
M. Belgrand, ingénieur, et qui, si on n'y prend pas garde,
pourra devenir à bref délai, de par l'incurie de l'administra-
tion, insuffisante et même dangereuse.

7° Le puits une fois supprimé, nous aurons peut-être
encore quelques fièvres typhoïdes à signaler, mais nous
aurons au moins fait disparaître la cause qui les produit
quatre-vingt-dix-neuf fois sur cent.

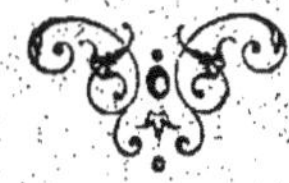